中华护理学会日间手术护理专业委员会　组织编写

日间手术护理实践指南

主　审　吴欣娟

主　编　郭　莉

人民卫生出版社

·北　京·

图书在版编目（CIP）数据

日间手术护理实践指南 / 郭莉主编 . -- 北京 : 人民卫生出版社，2025. 4. -- ISBN 978-7-117-37860-4

Ⅰ. R473.6-62

中国国家版本馆 CIP 数据核字第 202528TP51 号

日间手术护理实践指南

Rijian Shoushu Huli Shijian Zhinan

主　　编：郭　莉
出版发行：人民卫生出版社（中继线 010-59780011）
地　　址：北京市朝阳区潘家园南里 19 号
邮　　编：100021
E - mail：pmph @ pmph.com
购书热线：010-59787592　010-59787584　010-65264830
印　　刷：北京华联印刷有限公司
经　　销：新华书店
开　　本：787 × 1092　1/32　　印张：4
字　　数：45 千字
版　　次：2025 年 4 月第 1 版
印　　次：2025 年 5 月第 1 次印刷
标准书号：ISBN 978-7-117-37860-4
定　　价：32.00 元
打击盗版举报电话：010-59787491　E-mail：WQ @ pmph.com
质量问题联系电话：010-59787234　E-mail：zhiliang @ pmph.com
数字融合服务电话：4001118166　E-mail：zengzhi @ pmph.com

编写委员会

主　审　吴欣娟

主　编　郭　莉

副主编　何　丽　高兴莲　别逢桂　翟永华
　　　　边冬梅　马张芳　陈哲颖　曾　玉
　　　　米湘琦　刘　华　邵　兵　谢彩霞

编　者（以姓氏笔画为序）

马张芳（首都医科大学附属北京同仁医院）

马桂香（宁夏回族自治区人民医院）

丰　青（上海交通大学医学院附属瑞金医院）

田静静（郑州大学第一附属医院）

冯丽娜（庆阳市人民医院）

边冬梅（空军军医大学第一附属医院）

邢彩霞（内蒙古自治区人民医院）

朱　琴（南通大学附属医院）

刘　华（天津医科大学眼科医院）

闫秋菊（首都医科大学附属北京妇产医院）

米　娜（陆军军医大学第二附属医院）

米湘琦（北京大学第三医院）

许骁玮（浙江大学医学院附属第一医院）

孙娟玲（西安市人民医院）

李艳华（吉林大学第一医院）

李淑军（河北医科大学第四医院）

杨　梅（广西医科大学第一附属医院）

别逢桂（广东省人民医院）

何　丽（解放军总医院第一医学中心）

张　静（安徽医科大学第一附属医院）

张亚辉（河北医科大学第三医院）

张咏琴（云南省第一人民医院）

张淑利（郑州大学第一附属医院）

陈　捷（贵州省人民医院）

陈小艳（武汉大学中南医院）

陈哲颖（上海交通大学医学院附属仁济医院）

邵　兵（中国人民解放军北部战区总医院）

郑　琴（南昌大学第二附属医院）

赵　洁（厦门大学附属第一医院）

袁华娣（浙江大学医学院附属第二医院）

高　璐（宜兴市人民医院）

高兴莲（华中科技大学同济医学院附属协和医院）

郭　莉（北京大学第三医院）

黄月萍（中国人民解放军联勤保障部队第九〇〇医院）
黄明君（四川大学华西医院）
童　彬（浙江省人民医院）
曾　玉（南昌大学第一附属医院）
谢彩霞（四川省医学科学院四川省人民医院）
翟永华（山东大学齐鲁医院）
戴　燕（四川大学华西医院）

序

随着现代医学的飞速发展，日间手术作为一种高效、经济的医疗服务模式，已在全国范围内迅速推广。这种模式不仅提升了医疗资源的利用效率，还有效缩短了患者的住院时间，降低了患者住院成本，促进了患者术后康复。作为这种新型医疗模式的重要支撑，日间手术护理的规范化和专业化显得尤为重要。

中华护理学会日间手术护理专业委员会于2023年正式成立，这标志着我国日间手术护理领域迈入了新的发展阶段。专委会紧密围绕着学会核心工作，致力于推进日间手术护理队伍的专业化建设以及专科管理水平的持续提升。《日间手术护理实践指南》正是在这一背景下应运而生。该书的编撰是中华护理学会日间手术护理专业委员会2023年成立后推出的首部专业指南，专家们通过调研、循证及广泛征集全国29个省、自治区、直辖市的委员意见，并经反复讨论与修改完成。本书凝聚了我国日间手术护理领域的智慧和经验，旨在为全国护理同仁提供权威、科学、实用的工作指导。

值本书首次出版之际，向为此书编写付出辛勤努力的所有专家表示诚挚的感谢。相信《日间手术护理实践指南》将会对进一步促进我国日间手术护理工作的安全性、规范性和科学性发挥重要作用。2025年是“十四五”规划的收官之年，也是“十五五”规划的谋篇之年。日间手术护理事业发展迎来了新的起点,希望全国日间手术领域的护理同仁们携手并肩,在新的征程中继续开拓创新、不断探索、奋勇争先,为促进全民健康和日间手术护理事业的持续发展贡献更大力量!

中华护理学会理事长 吴欣娟

2025 年 3 月

日间手术护理实践指南

前　言

护理工作是医疗卫生工作的重要组成部分，在推进健康中国建设、深化医药卫生体制改革、改善人民群众就医体验及促进社会和谐方面发挥着重大作用。中华护理学会日间手术护理专业委员会紧密围绕中华护理学会理事会提出的“凝心聚力、再攀高峰”的工作精神，以“创新、求实、协作、共赢”的学术精神，秉承“以学术为本、搭建平台、辐射全国、走向世界、有所作为”的指导思想，2024年8月在中华护理学会领导的支持下，启动了《日间手术护理实践指南》的学术项目工作，由日间手术护理专业委员会负责组织编写，并开展学术推广活动。

中华护理学会日间手术护理专业委员会组织了全国各省、自治区、直辖市的日间手术护理专家针对“日间手术护理实践指南”的规范性进行研究、讨论，全国日间手术护理同仁进行大量调研，前期汇总了包括日间手术诊疗流程、病房护理管理、术前护理、日间手术室管理、麻醉恢复室护理管理、术后护理六方面迫切需要规范、统一的日间手术护理内容。最终，经过日间手术护理专业委员会核心组专家们的讨论，决定将全部内容分批次完成。希望通过《日间手术护理实践指南》的出版，可以及时为全国日间手术护理工作提供参考意见，为患者提供周到、科学、严谨的日间手术护理，加强日间手术护理队伍的建设。

本书既对日间手术相关护士的日常工作和具体操作行为具有指导作用，也对日间手术护理管理者加强科室管理及相关的教育培训具有重要参考价值。本书编写内容主要依据国家卫生健康委员会的标准和规范，参考国际相关标准，并结合日间手术护理近年来出现的新技术、新方法和实践经验。本书分为管理篇和技术篇，其中，每篇内容均包含了概述，即对本指南涉及的内容及范围进行说明；术语用于对本指南的理解；专业内容分别介绍了日间手术相关护理的方法与注意事项，规范性引用文件依次列举了所参考的标准与规范。

本指南不仅仅是一本简单的护理规范手册，更是推动我国日间手术护理发展的一个里程碑。本书的编写专家主要来自中华护理学会日间手术护理专业委员会。在编写过程中，我们征求了日间手术护理专业委员会委员、青年委员及专家库成员的建议与意见，得到了中华护理学会领导及同仁们的积极支持与帮助。在此，我谨代表中华护理学会日间手术护理专业委员会，向所有为本书的编写和完善工作努力的专家和同仁表示诚挚的谢意。同时，我们也对全国护理同行提出期许，希望大家在今后的工作中，积极应用本指南中的内容，不断总结经验、创新实践、完善护理模式，共同推动日间手术护理事业的不断发展。

“梦虽遥，追则能达；愿虽艰，持则可圆。”全国日间手术护理同仁们，让我们一起向未来，不惧风雨、不畏险阻、万众一心、开拓进取，在这条充满挑战与机遇的道路上，共同迎接日间手术护理事业的新篇章，为广大患者提供更加安全、便捷、优质的护理服务。

本书在编写内容上难免会出现疏漏与欠缺，希望广大读者批评指正，我们会不断完善提高。

2025 年 3 月

目 录

第一篇 管理篇…………………………………… 1

第一章 概述…………………………………… 3

一、目的…………………………………… 3

二、适用范围…………………………………… 3

三、术语…………………………………… 4

第二章 日间手术护理管理…………………………………… 7

一、管理模式…………………………………… 7

二、护理单元组成及职能…………………………………… 8

三、护理人员准入与培训…………………………………… 12

四、护理管理注意事项…………………………………… 13

第三章　日间手术患者入出院流程管理………15
一、入院流程管理……………………………15
二、出院流程管理……………………………20
三、入出院注意事项…………………………22
第四章　日间手术排程管理………………………23
一、排程原则……………………………………23
二、排程流程……………………………………24
三、排程智能化…………………………………26
四、排程注意事项………………………………27
第二篇　技术篇………………………………………29
第五章　概述…………………………………………31
一、目的…………………………………………31
二、适用范围……………………………………31
三、术语…………………………………………32

第六章　日间手术患者护理评估……………… 35
一、护理评估目的…………………………………35
二、护理评估基本要求……………………………35
三、入院前护理评估………………………………36
四、住院时护理评估………………………………39
五、护理评估注意事项……………………………49
第七章　日间手术患者健康教育……………… 51
一、健康教育目的…………………………………51
二、健康教育基本要求……………………………51
三、健康教育方式…………………………………52
四、健康教育内容…………………………………54
五、健康教育注意事项……………………………60
第八章　日间手术患者转运交接……………… 63
一、转运交接目的…………………………………63
二、转运交接基本要求……………………………63
三、转运交接………………………………………65

四、转运应急处置……69

五、转运交接注意事项……71

第九章　日间手术患者出院后随访……73

一、随访目的……73

二、随访基本要求……73

三、随访时机……74

四、随访方式……74

五、随访内容……75

六、随访记录……79

七、随访管理……80

八、随访注意事项……82

附录……83

附录 1　Barthel 指数评定量表……83

附录 2　CORN 术中获得性压力性损伤风险评估量表……85

附录 3　CORN 术中获得性压力性损伤风险评估量表评定细则 …………… 88
附录 4　Caprini 血栓风险因素评估表……… 92
附录 5　Steward 苏醒评分 ………………… 96
附录 6　Morse 跌倒风险评估量表 ………… 97

参考文献………………………………………… 99

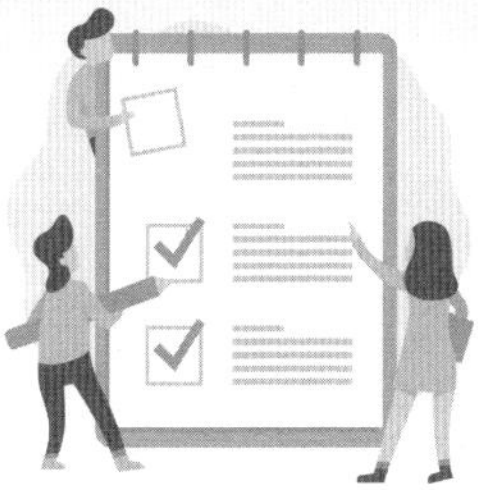

第一篇　管理篇

日间手术护理实践指南

第一章

概　述

一、目的

建立日间手术护理管理模式，规范入出院管理流程，优化和创新手术排程，提高手术质量与效率，减少术后并发症，确保日间手术患者安全，促进日间手术护理高质量发展。

二、适用范围

适用于开展日间手术的各级各类医疗机构。

三、术语

1. 日间手术　日间手术是指患者按照诊疗计划在1日（24小时）内入出院完成的手术或操作（不包括门诊手术），因病情需要延期住院的特殊病例，住院时间不超过48小时。

2. 日间手术中心　日间手术中心是指为日间手术患者提供一站式全流程服务，是医疗机构为提供日间手术服务的临床专科设立的集中服务与管理平台。日间手术中心一般包括综合服务区、手术室、麻醉恢复室及病房等。

3. 日间手术预约　日间手术预约是指工作人员根据日间手术预约申请，完成日间病房床位预约、入院时间预约和日间手术开始时间预约。

4. 手术排程　手术排程是指根据患者的病情、手术类型及其他因素，科学合理地安排手术的时间和顺序，以确保医院资源的最优配置。

5. 手术爽约　手术爽约是指手术患者已经通过医生筛选，完成手术前各项检查，约定了手术时间，在手术当日未按约定到达医院。

第二章

日间手术护理管理

一、管理模式

（一）集中收治，统一管理

集中收治，统一管理是指设立独立的日间手术中心（或病房）作为医院日间手术统一管理平台，有条件的医院可设立独立的日间手术室或在手术中心建立日间手术专用手术室（间），以集中收入院、集中安排手术以及集中术后随访的一体化管理模式进行管理。

（二）分散收治，统一管理

分散收治，统一管理是指医疗机构开展日间手术的各临床科室，各自在本专科病区内设置日间手术专用病床，自行收治患者。由医疗机构制定统一的管理规定、准入标准、临床路径及流程等并监督运行。

（三）混合收治，统一管理

混合收治，统一管理是指医疗机构内有独立的日间手术中心（或病房），同时各临床科室也按照日间手术管理模式在各专科收治日间手术患者，通过优化调度医院内整体资源统筹安排日间手术。医疗机构制定统一的管理规定、准入标准等。

二、护理单元组成及职能

医院管理模式为“集中收治，统一管理”时，医院有独立的日间手术中心，日间手术护理单元即日间手术中心护理单元，包括集中建设的专门的病房、预约中心、手术等待区、日间手术室和麻醉恢复室等。医院管理模式为“分散收治，统一管理”时，医院无独立的日间手术中心，日间手术护理单元由门诊、预约中心、病房、手术室、麻醉恢复室、随访中心等组成。医院管理模式为“混合收治，统一管理”时，日间手术护理单元包括日间手术中心护理单元和分散开展日间手术的门诊、预约中心、病房、手术室、麻醉恢复室和随访中心等。

（一）日间手术中心护理单元

日间手术中心护理单元作为开展日间手术的平台为患者提供术前、术中、术后护理服务和康复服务，在医疗机构中是一个独立的护理单元。主要职能包括：建立并优化日间手术中心护理服务流程，协调各护理单元之间工作。

（二）门诊护理单元

门诊护理单元包括日间手术中心门诊部或医院门诊部，主要职能包括：引导患者就诊、预约挂号、入院前检查、各项流程预约、进行健康教育等。麻醉门诊需对拟实施日间手术的患者进行术前麻醉评估，是开展日间手术的必要条件。

（三）预约中心

预约中心包括日间手术综合服务部预约中心或各专科预约登记处，主要职能包括：介绍日间手术流程、进行术前评估与告知、围术期健康教育、预约手术、预约住院等。

（四）病房

病房包括日间手术中心病房和各专科收治日间手术患者的病房，主要职能涵盖患者入院至出院的全程护理，包括患者入院、入院健康教育、评估术前准备情况、与手术室互通信息、术后病情观察、遵医嘱执行各项治疗与护理、出院健康教育与指导等。日间手术病房可设置患者术前等待区，作为手术当天患者入院时的临时安置区和术前准备区。有条件的医院可使用自助支付系统进行床旁结算，方便患者实时、快捷完成出院结算。

（五）手术室

手术室包括日间手术中心的手术室和分散开展日间手术的综合手术室或专科手术室。主要职能包括：与日间手术其他各护理单元协作，做好手术排程与运行管理、医院感染预防与控制等；对患者进行评估，完成各项准备、安全转运与交接患者、落实手术安全核查与风险防范、完成手术配合及术中护理、做好术后处置与整理、规范记录手术护理文书等。

（六）麻醉恢复室

麻醉恢复室（post-anesthetic care unit，PACU）作为患者麻醉后苏醒期的监护场所，主要职能包括：与手术室、病房护理单元协作，对患者进行安全转运与交接；对患者生命体征、意识、呼吸和循环情况进行观察和监测，落实复苏期间预防坠床措施；评估患者麻醉恢复情况，遵医嘱进行患者转归处置，规范记录护理文书等。

（七）随访中心

随访中心主要职能包括根据日间手术患者术后随访规范进行出院后随访，了解患者术后康复情况，指导患者进行各项康复活动，告知患者复诊时间，记录并整理相关资料。

三、护理人员准入与培训

1. 应取得护士执业资格证书，符合《护士条例》中执业注册相关要求。

2. 应完成岗前培训，掌握内科、外科、专科护理和加速康复外科护理及急救相关知识与技能。

3. 应接受相应专业的专科培训和在职继续教育培训。

四、护理管理注意事项

1. 基于医疗机构日间手术管理模式，建立日间手术护理管理制度与流程，落实质量安全评价指标监测，护理服务流程和技术标准应符合日间手术管理规范。

2. 人员配置方案应符合国家或行业标准，应对日间手术护理人员专业能力进行评估，根据评估情况和接受培训情况进行合理配置。

3. 根据医疗机构日间医疗绩效管理制度，建立护理人员绩效管理方案。

第三章

日间手术患者入出院流程管理

一、入院流程管理

（一）手术预约

日间手术预约流程为：入院前评估、术前检查、手术预约、床位预约、信息核查、入院办理（图 3-1）。

（二）入院管理

1. 入院处置流程　日间手术患者多采取当天入院、当天手术的诊疗流程，要求日间手术中心病房的医护人员尽快完成患者的入院管理和术前准备，让患者能够按计划进入手术室。

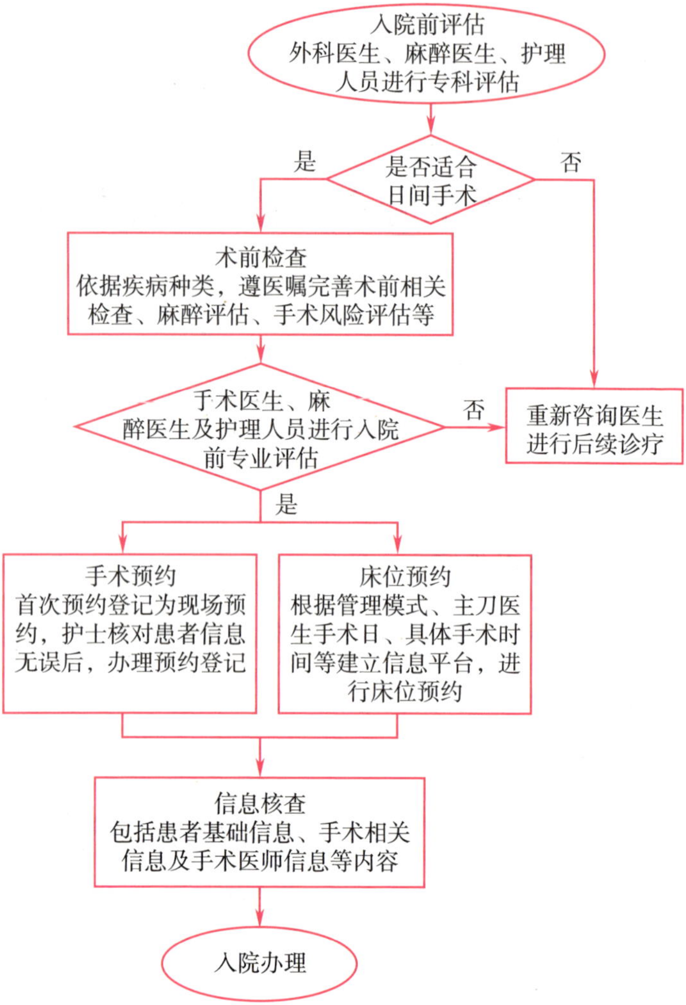

图 3-1　日间手术预约流程

2. 信息核对与登记　护士应认真进行患者信息核对并落实身份识别制度，至少使用两种信息（姓名、住院号）核对患者身份，双人核对后为患者佩戴腕带，要求患者参与身份信息核对，对语言障碍、婴幼儿等特殊患者应有家属或陪同人员参与身份识别，为其办理或指导其办理入院手续。

3. 健康教育　责任护士应与患者进行交流，舒缓其情绪，获得患者信任。根据患者年龄、文化程度、职业等因素，通过一对一指导或集中的围术期健康教育方式，包括口头教育、发放书面教育资料、视频循环播放、扫健康教育二维码、操作示范等多元化形式，向患者及其亲属介绍病房的环境及设施、相关人员及制度、安全防范措施、手术流程、手术配合要点、手术台次、预计手术时间，术后康复知识等，提前让患者做好心理准备，缓解术前紧张焦虑情绪，以积极的心态配合手术和术后治疗。另外，对患者进行健康教育的同时，护理人员还应对患者家属进行同步健康教育和沟通交流，以保障各项护理措施落实到位，协助患者进行自我管控，促进疾病的术后康复。

（三）术前管理

1. 术前评估　术前评估的目的是系统评估患者各器官功能和心理状况，发现潜在的危险因素，充分做好术前准备。包括患者一般状况评估、麻醉评估、静脉血栓栓塞风险评估、心理评估以及手术相关性评估等，具体内容见第二篇第六章。

2. 术前准备流程管理　术前准备流程管理是确保手术安全、优化资源利用、提升患者就医体验的关键环节，通过标准化和系统化的操作，确保医护人员手术前对患者身体状况进行全面了解，从而促进团队协作与沟通，提高手术的整体协调性和效率。具体流程见图 3-2。

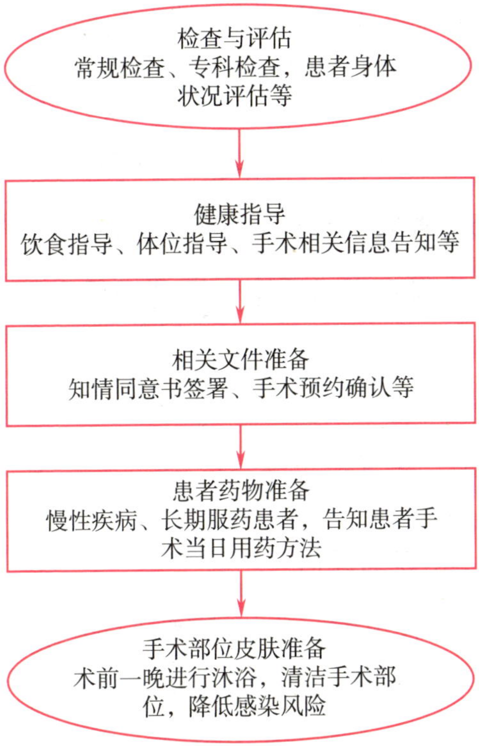

图 3-2　术前准备流程

（四）术后管理

术后护理流程管理是指对接受日间手术的患者，在手术后进行的一系列有计划、有组织的护理服务，旨在确保患者的康复和安全。包括疼痛管理、伤口护理、早期活动与功能锻炼、用药指导以及提供必要的心理支持等。通过有效的术后护理流程管理，促进患者健康管理和长期恢复效果，减少并发症发生，确保患者术后康复顺利进行，提高患者满意度。

二、出院流程管理

（一）出院前评估

患者符合出院标准且家属已充分做好出院准备，医院可批准患者出院并提供康复计划。反之，则需推迟出院并转入专科病房。评估过程需客观准确，尊重患者意愿，确保患者安全与康复质量。

（二）出院指导

出院指导是患者在医院接受医疗服务后，由医护人员提供的一系列健康教育和指导服务，旨在帮助患者顺利从医院环境过渡到家庭或社区环境，确保其在离开医院后仍能得到妥善的照护。为确保出院指导内容有效传达，应采取多种指导方法相结合的方式，以满足不同患者的需求。包括口头教育、书面指导、多媒体教育、示范操作、家属教育等。

（三）延期出院及专科治疗

日间手术患者一旦出现延期出院情况，应立即评估患者年龄、疾病状况、手术相关因素等，同时采取相应措施如调整药物治疗、增加护理支持等以促进患者康复。医护人员加强与患者沟通，确保患者理解并同意治疗计划。

若因患者术后出现需要专科治疗的并发症或其他特殊情况，应立即启动治疗流程，协调转诊至相应专科病房，确保患者信息完整传递，以便专科医生能够无缝衔接治疗。

三、入出院注意事项

1. 办理现场预约登记患者需要携带住院证和手术预约单、术前检查检验结果报告单（或出示电子化单据）、麻醉门诊术前评估报告单、会诊单及手术同意书等。

2. 前期已经现场预约登记，因患者原因延期手术，再次预约可以采用电话重新预约的方式，需要经手术医师确认后方可反馈患者手术预约信息，以提高日间手术的效率和患者满意度。

第四章

日间手术排程管理

一、排程原则

1. 根据手术难易程度和患者病情进行合理排程，利于调配手术室人力、设施设备等资源，保障手术顺利实施。

2. 对于同类别手术，依据手术患者入院时间的先后顺序排程。

3. 按照手术切口的清洁程度和手术部位感染风险进行排程，优先安排清洁手术，后安排污染手术；优先安排非感染性手术，再安排感染性手术，以降低感染风险。

4. 小儿和老年患者优先排程。

5. 同一手术间安排非日间手术和日间手术时，日间手术应优先排程，以满足日间手术患者出院时间标准。

6. 根据不同麻醉方式合理安排手术排程，全麻患者应优先安排，以确保术后恢复期间充分监测麻醉苏醒情况，不影响其在24小时内（特殊情况不超过48小时）安全出院。

7. 术后需特殊护理的患者优先排程，以便合理调配资源，保障患者安全。

二、排程流程

（一）手术预约申请

手术科室术前通过信息平台（排程系统）提交手术申请，确保信息的准确性和完整性。

（二）手术排程确认

手术室应根据每日手术台次分配情况，结合日间手术排程原则进行排程。排程时，需考虑人力资源分配、设施设备配置、耗材准备情况以及手术患者潜在的不确定因素科学合理地排程。

（三）手术排程信息反馈

手术排程信息应及时在排程系统中更新和记录，确保手术相关人员可实时查看最新信息。同时，也可以采用短信或其他方式将手术排程信息与变更信息及时通知到相关人员，确保信息传递的准确性与及时性。

（四）手术排程动态调整

手术当日应结合预约中心、病房、麻醉恢复室等相关部门的运行情况，进行科学合理的动态调整，确保手术室资源的高效利用。

三、排程智能化

有条件的医院可以使用智能排程系统进行手术排程。

（一）手术优先级排程

通过智能算法分析患者病情、手术类型、术前检查、手术排程原则等因素，自动判断手术优先级并进行预排程，提升手术排程的灵活性和精准性。

（二）手术排程人岗匹配

采用人工智能技术，基于手术类型、手术排序和护士的岗位能力，自动进行护理人员人岗匹配，从而提高日间手术质量安全。

（三）手术排程冲突检测与调整

系统能够实时监测手术排程中的冲突或潜在问题（如手术间冲突、医护人员安排冲突等），并根据预设规则自动提出调整建议，从而提高手术排程精准性。

（四）手术排程可视化管理

系统可自动汇总、统计手术数据，进行可视化分析，实时监测手术间的运行情况，动态提醒手术室调整手术排程。

四、排程注意事项

1. 根据日间手术收治方式不同，手术排程执行部门也有所不同。集中式收治的医院，由相对独立运行的日间手术室进行手术排程；分散式收治或混合收治的医院，由住院手术室进行手术排程，并在排程系统中对日间手术进行明确标注。

2. 手术科室预约手术排程前，应完成手术患者各项术前检查及评估，以免因检查或评估不完善导致手术临时取消或延迟。

3. 如果手术爽约、取消或延迟，手术科室应提前通知手术室并注明原因，延迟的日间手术由手术室重新进行排程。

4. 手术当日，采用信息化手段实时监测手术间使用情况，及时动态调整，从而提高手术室资源分配的合理性，缩短手术患者等待时间。

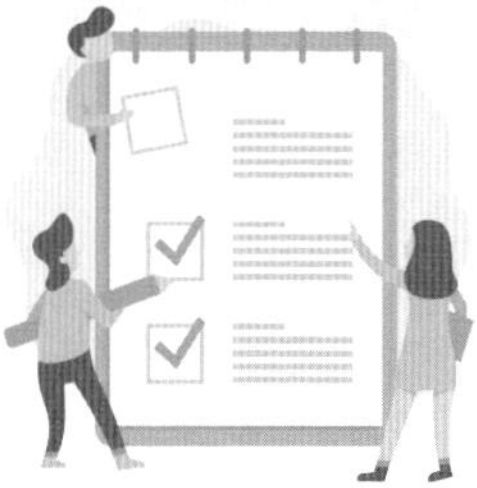

第二篇　技术篇

第五章

概　述

一、目的

规范日间手术患者的入院前、住院时和出院后的护理评估、健康教育、手术护理、麻醉护理、术后护理及出院后随访等护理技术，减少患者手术并发症，促进患者快速康复。

二、适用范围

适用于开展日间手术的各级各类医疗机构。

三、术语

1. 风险评估　风险评估是指通过对现存或潜在的风险进行分析，针对现存的风险问题，探讨、寻求护理风险的防范措施，尽可能减少风险事件的发生。

2. 潜在并发症　潜在并发症是指难以通过护理措施解决，需要医护人员共同处理的健康问题。

3. 手术分级　手术分级是根据手术风险程度、技术难度、复杂性、资源消耗程度或伦理风险不同，将手术分为一级手术、二级手术、三级手术、四级手术。

4. 麻醉风险分级　麻醉前根据患者体质状况和手术风险进行的分类，常分为六级。

5. 慢性阻塞性肺疾病　简称“慢阻肺”，主要特征是持续存在的呼吸系统症状和气流受限，通常与显著暴露于有害颗粒或气体引起的气道和/或肺泡异常有关。

6. 阻塞性睡眠呼吸暂停　阻塞性睡眠呼吸暂停主要由上呼吸道阻塞引起，表现为呼吸气流消失但胸腹部呼吸运动存在，常出现胸、腹部的矛盾呼吸。

7. 焦虑　焦虑是一种源于内心的紧张、压力感，常表现为内心不安、心烦意乱，有莫名的恐惧感和对未来的不良预感，常伴有心悸、憋气、出汗、手抖、尿频等自主神经功能紊乱症状。

8. 社会支持　个体与社会各方面包括亲属、朋友、同事、伙伴等，以及家庭、单位、党团、工会等社团组织所产生的精神上和物质上的联系程度。

9. 日常生活活动能力　日常生活活动能力是指一个人为了满足日常生活的需要每天所进行的必要活动。这些活动包括进食、修饰、洗漱、洗澡、如厕、穿脱衣等基本生活自理能力，以及功能性移动能力如床椅转移、平地行走、上下楼梯等。

10. 躁动 由于意识障碍导致的精神与运动兴奋的一种暂时状态，临床表现为情绪不稳定、四肢躯体浮躁好动等。

11. 麻醉苏醒期 麻醉苏醒期始于停止给麻醉药，止于病人能对外界言语刺激作出正确反应。

12. PACU 转出延迟率 PACU 转出延迟率是指单位时间内，入 PACU 超过 2 小时的患者数占同期入 PACU 患者总数的比例。

第六章

日间手术患者护理评估

一、护理评估目的

日间手术患者入院前护理评估，对于制订个性化护理计划和落实护理措施、及时发现和处理潜在问题、促进护患沟通、提高患者就医体验满意度、缩短住院时间和提升护理质量，确保患者手术安全。

二、护理评估基本要求

1. 应由多专业护理团队进行评估，人员包括门诊护士、病房护士、手术室护士、麻醉科护士等，实施多次全面评估。

2. 评估内容应同质化，可根据不同手术类型调整，宜采用标准化评估工具。

3. 特殊患者如老年人、小儿、慢病患者等，应结合患者的自身状况进行个性化评估。

4. 护理人员应持有护士执业证书，具备日间手术临床相关护理专业的知识、技能和沟通等能力。

三、入院前护理评估

（一）评估时机

入院前评估应在预约等待手术期间完成。

（二）评估方法

主要采用面对面评估、计算机辅助评估、电话评估及微信平台等评估方式。

（三）评估地点

日间手术预约中心或门诊诊室。

（四）评估内容

1. 生理状态　评估患者生命体征、意识、饮食、睡眠、排便、精神等情况。

2. 心理状态　评估患者对手术的紧张、焦虑、恐惧等心理健康状况和社会支持需求。

3. 手术风险　关注患者的手术类型、手术分级、手术时间、过敏史、既往病史、手术史、营养状态、切口类型及传染性疾病等。

4. 疼痛耐受性　应对患者入院前疾病产生的慢性疼痛进行评估，并对手术创伤导致的急性疼痛的耐受性进行评估，为选择术后镇痛方法提供指导。

5. 患者既往疾病　有无高血压、心脑血管疾病、糖尿病、慢性阻塞性肺疾病、阻塞性睡眠呼吸暂停等病史，可结合术前检查结果进行评估。

6. 患者日常生活活动能力　评估患者进食、洗澡、修饰、穿(脱)衣、控制大便、控制小便、如厕、床椅转运、平地行走45m、上下楼梯共十项内容,了解患者在日常生活中独立完成各项活动的能力及其自理能力和生活质量。见附录1。

7. 手术并发症风险 应结合患者吸烟史、卧床时间及凝血功能等检查结果进行评估,有无术后出血、潜在感染、静脉血栓栓塞症(venous thromboembolism,VTE)等风险。

8. 特殊患者 BMI≥30kg/m^{2}肥胖患者,应评估心血管、呼吸系统疾病及OSA等;育龄期女性应询问是否有妊娠可能,包括月经时间或停经时间;年龄≥65岁老年患者应关注生理躯体功能、精神心理、社会支持等综合评估风险;学龄前患儿,应评估儿童及家属对手术风险认知,关注家属术前的精神状态、心理焦虑程度。

四、住院时护理评估

（一）术前护理评估

1. 评估时机　在入院时应及时完成术前评估。

2. 评估方法　由责任护士根据患者基础信息、疾病信息和手术类别等，采用表单与患者面对面沟通。

3. 评估内容　包括术前检查、禁饮禁食、镇静镇痛等。

（1）术前检查：责任护士应评估患者术前各项检查（血常规、生化检查、免疫八项、心电图、出凝血时间等）是否完成，再次确认检查结果符合手术要求。

（2）禁饮禁食：应评估禁饮禁食时间是否达到麻醉方式的要求。

（3）镇静镇痛：术前使用镇静、镇痛剂的患者，应评估跌倒风险。

（4）生理状态：评估患者生命体征、意识、睡眠等，评估患者有无感冒、发热、月经来潮等情况。

（5）心理状态：评估患者对手术的紧张、焦虑、恐惧等心理健康状况，对中高度焦虑患者应及时采用沟通、疏导、分散注意力等心理支持方法缓解其焦虑情绪。

（6）既往用药：需暂时停服抗凝血药物（华法林、阿司匹林等）和降糖药、术前需遵医嘱调整，避免发生术中出血等风险；其他高血压、心脏病等药物可遵医嘱使用，服药时应严格控制饮水量。

（二）手术室护理评估

1. 评估时机　贯穿在手术前、中、后全过程。

2. 评估方法　由巡回护士根据患者基础信息、疾病信息、手术信息及术中变化等信息，进行护理风险评估。

3. 评估内容　包括手术前、手术中、手术后评估。

手术前评估有以下内容：

（1）知情同意：巡回护士应检查手术知情同意书和高值耗材知情同意书等是否签字。

（2）禁饮禁食：术前应再次评估实施麻醉的患者的禁饮禁食情况。

（3）金属饰品：评估患者是否佩戴戒指、项链、脚链、手链、耳环、鼻环、脐环、义齿等。

（4）皮肤状态：术前应检查患者手术体位受压部位和负极板粘贴部位的皮肤状况。

（5）术前用药：应评估患者术前用药类别与作用，眼科患者应评估扩瞳药物使用与否，使用时间及效果。

（6）体内各类植入物：评估患者是否置入永久性起搏器、植入式机械泵、植入式耳蜗、助听器、齿科器械、植入型心律转复除颤器（implantable cardioverter defibrillator，ICD）、骨科金属内固定器械等。

（7）过敏史：评估患者抗菌药品、麻醉药品、皮肤消毒剂、胶膏等过敏史。

（8）精神心理：评估患者入手术室后精神状态，对手术的紧张、恐惧、焦虑等心理状况，中度或重度焦虑患者，可采用沟通、聆听、疏导、鼓励等心理疏导方式。

（9）肢体活动度：评估患者麻醉前的肢体活动状态，对关节僵硬、肢体活动受限等异常情况的患者，安置体位及约束关节时，避免过度牵拉和硬性固定损伤肌肉和关节。

（10）手术部位清洁与标识：评估手术部位的皮肤清洁度及毛发去除情况；与患者或家属核对手术部位及标识，正确识别手术部位。

（11）压力性损伤：依据《CORN术中获得性压力性损伤风险评估量表》评估（具体见附录2、附录3），根据评估级别采取相应的护理措施。

（12）下肢深静脉血栓：参照《Caprini血栓风险因素评估表》，详见附录4。

（13）耗材和设备准备情况：术前评估手术耗材是否齐全，手术设备是否处于功能状态。

手术中评估有以下内容：

（1）术中低体温：持续评估患者术中低体温发生风险，及时采取应对措施。

（2）坠床风险：转移患者、安置手术体位及调节手术床角度时，应评估坠床风险。

（3）局麻用药反应：评估患者对手术疼痛的耐受性及观察局麻药物使用后的不良反应。

（4）大出血：重要器官或靠近血管的手术应评估术中大出血风险，及早实施应对策略。

（5）水中毒：评估使用膀胱镜和宫腔镜患者大量灌注后发生水中毒风险。

（6）潜在感染：术中评估手术室环境是否符合手术切口类别要求，避免潜在感染风险。

（7）低温烫伤：评估加温设备使用方法、参数设置、冲洗液温度调节是否合适，避免患者低温烫伤风险。

（8）手术异物遗留：评估手术过程中使用的器械、物品等数目和完整性，避免断裂、遗留在体腔内等风险。

手术后评估有以下内容：

（1）坠床风险：术后应评估患者在改变体位和麻醉苏醒期的坠床风险。

（2）压力性损伤：术后应评估患者手术体位受压部位皮肤及皮下组织是否发生压力性损伤。

（3）电灼伤：评估患者是否存在电外科设备参

数设置和使用不当,如长时间输出、高功率、虚接触等导致的电灼伤发生风险。

(4) 穿刺部位:术后应评估穿刺部位是否有红肿、液体外渗、疼痛等症状,发现异常及时处理。

(5) 出血量:术后应评估患者出血量,包括吸引血量、纱布、纱垫含血量等。

(三) 麻醉护理评估

1. 评估时机　术后患者转入麻醉恢复室后实施麻醉护理风险评估。

2. 评估方法　由麻醉科护士根据患者的手术及麻醉情况,在麻醉恢复室单元进行护理风险评估。

3. 评估内容　包括生命体征、苏醒期躁动和肌肉松弛状态等内容。

(1) 生命体征:患者术后转入 PACU,麻醉科护士应评估患者的血压、呼吸、心率、体温等生命体征,对异常生命体征应及时处理,维持患者循环、呼吸等系统稳定。

（2）苏醒期躁动：全麻患者在苏醒期应评估躁动风险，通过患者肢体的无意识动作、语无伦次、哭喊或呻吟等临床表现，界定苏醒期躁动分级，即极度镇静、深度镇静、一般镇静、安静合作、躁动、非常躁动和危险躁动。应根据不同分级进行对症处理，防止苏醒期患者因躁动发生意外。

（3）肌肉松弛状态：麻醉恢复期应评估患者残余肌松药的风险，通过嘱患者握拳、抬头、抬手等动作，或采用手法肌力检查观察患者肢体主动运动的范围及感觉肌肉收缩的力量，确定患者肌力恢复情况。

（4）PACU 转出：麻醉科护士应充分评估患者病情、意识和肌力恢复情况，确保术后患者的安全。采用 Steward 评分评估患者出 PACU 标准，评分≥4 分，即达到离开 PACU 的标准，患者可转运到病房。具体评分方法见附录5。

（5）PACU转出延迟：应评估麻醉后患者入PACU超过2小时还未转出的风险，应密切观察病情变化，及时报告麻醉医师，查明延迟转出的原因，及时对症处理，以防意外发生。

（6）转运跌倒风险：患者术后转运到病房前，麻醉科护士应评估跌倒风险，采用《Morse跌倒风险评估量表》进行评估，<25分为跌倒低风险，25~45分为跌倒中风险，>45分为跌倒高风险。具体评分见附录6。

（四）术后护理评估

1. 手术情况　评估和了解实际手术方式、麻醉方式、手术时间、出血量、术中补液情况、患者苏醒状态、手术体位和受压部位等，方便术后观察和护理。

2. 生命体征　监测和评估患者的体温、心率、呼吸、血压等生命体征，对异常生命体征值及时处理，确保患者稳定状态。

3. 切口状况　观察和评估手术切口敷料渗血情况，异常渗出时应及时通知医生查明原因，必要时更换切口敷料继续观察。

4. 疼痛程度　采用数字法或其他方法评估患者的疼痛程度，确保疼痛得到有效控制。

5. 活动能力　评估术后早期下床活动能力，促进切口愈合和身体功能恢复，预防 VTE 和下肢深静脉血栓（deep venous thrombosis，DVT）等并发症发生。

6. 心理状态　评估术后患者心理状态，包括对手术治疗的预期、手术结果的接受程度和对术后康复的信心等。

7. 术后并发症　评估患者术后恶心、呕吐、疼痛、出血、潜在感染、VTE 等风险。

（五）出院准备评估

1. 身体恢复情况　评估患者体温、血压、呼吸、心率及康复状态等。

2. 营养状态　评估患者食欲、食物摄入量、膳食结构、体重、体能恢复状态等。

3. 社会支持　评估患者出院回归家庭或社区后，是否有亲属和陪护照护。

4. 依从性　评估患者在饮食、用药、康复运动、睡眠等方面的依从性。

5. 自我管理能力　评估患者定时服药、运动、规律饮食的自我管理能力。

6. 潜在并发症　根据患者术后身体恢复情况，评估疼痛、恶心、呕吐、发热、感染、出血等潜在并发症风险。

五、护理评估注意事项

1. 入院前评估　入院前患者风险评估应准确、全面，避免疏漏或误导。

2. 术前评估　应重点关注影响手术安全因素，如患者身份、麻醉方式、禁饮禁食、肠道准备、手术部位及标识、知情同意签字等，发现异常及时反馈。

3. 手术转运工具　应评估转运工具安全性，采用适宜的转运工具（成人、婴幼儿和儿童），确保患者安全。

4. 麻醉恢复　应关注患者麻醉后意识、肌力、认知的完全恢复，避免因恢复不全导致呼吸抑制、谵妄、躁动、认知障碍等并发症。

5. 出院准备　应关注患者及家属出院准备度及社会支持需求。

第七章

日间手术患者健康教育

一、健康教育目的

通过对疾病、麻醉、手术等相关知识系统地讲解指导，增强患者对日间手术的了解，减少不必要的焦虑与恐惧，提高患者的治疗依从性和配合度，鼓励患者和家属共同参与，促进患者康复、提升就医体验。

二、健康教育基本要求

1. 健康教育内容应全面、有针对性，讲解条理清晰且易于理解。

2. 可采用问卷调查、行为反馈等方式评价教育效果。

3. 建议邀请家属共同参与，使其理解治疗过程中的关键事项，并能够为患者提供支持。

三、健康教育方式

采用集体健康教育和个体健康教育相结合的方式，根据患者入院时间、手术排程和患者需求，分批分时段以口头讲解、提供教育资料、信息平台推送等多种形式进行健康教育。

（一）口头讲解

与患者面对面交流提供详细指导，也可通过移动设备以视频电话、微信、互联网＋护理服务等在线平台与患者沟通，鼓励患者提出手术相关疑问，可使用回馈法（teach-back），即患者重复讲述教育内容，确认其理解情况。

（二）提供教育资料

1. 通用性书面材料　提供通用性健康教育书面材料或手册，包括图片或图表，帮助患者理解健康教育知识。

2. 视频、动画教程　可通过观看视频或动画教程帮助患者理解并掌握健康教育知识。

3. 个性化健康教育单和手册　根据患者具体专科疾病情况（如手术类型、年龄、健康状况等），制订个性化健康教育清单或指导手册供患者阅读，确保教育内容与患者实际需求相符。

（三）信息平台推送

通过医院信息平台、微信公众号或移动应用程序，向患者推送个性化健康教育信息，方便患者随时查看相关内容。

四、健康教育内容

（一）教育时机

日间手术的健康教育贯穿于日间手术患者入院前、住院时、出院后的全过程。

（二）入院前健康教育

入院前健康教育需要帮助患者提前了解即将接受的治疗或手术过程，以便尽快适应环境、做好充分的术前准备、减轻焦虑情绪。主要包括日间手术相关知识、入院流程介绍和术前准备知识。

1. 日间手术相关知识　介绍日间手术的特点、住院时间、需要患者及家属配合的相关事项。可通过图片、视频等方式介绍日间手术室及手术间环境、手术流程及麻醉流程，解答患者及家属相关疑问。

2. 入院流程介绍　介绍日间病房或者专科病房的位置与楼层、办理入院手续和手术安排情况等。

3. 术前准备知识　包括饮食指导、药物指导、体位指导等内容。

（1）饮食指导：指导患者选择清淡易消化饮食，根据患者手术类型、麻醉方式、年龄、病史等，遵医嘱告知患者术前禁食禁饮的时间。

（2）药物指导：对于合并慢性病需要长期服药的患者，如高血压、糖尿病、心脑血管疾病等患者，指导其遵医嘱服用药物；对使用抗凝药物的患者，指导其遵医嘱用药、停药或替代用药。

（3）体位指导：通过口头、视频、移动设备上的软件程序等多种途径，指导患者进行术前训练以适应手术体位或配合手术操作。

（4）皮肤准备：指导患者根据手术要求进行皮肤清洁准备，入院手术当天不应化妆、涂指甲油、佩戴首饰等，讲解皮肤清洁的方法、不化妆涂指甲油等目的和意义。

（5）呼吸道准备：询问患者是否长期吸烟，是否合并呼吸道慢性疾病。指导患者术前戒烟、呼吸功能锻炼、预防呼吸道感染等。

（6）预康复指导：根据手术类别，进行入院前预康复指导，以提高手术耐受程度，包括体能锻炼、补充营养、规律生活等。

（7）完善检查检验：指导患者完成术前检查，如血常规、肝肾功能、心电图、胸片等，讲解完善术前检查检验的目的和意义。

（8）心理准备：了解患者情绪状态和家属支持的情况，鼓励患者主动表达，通过倾诉、深呼吸、听音乐等调整情绪；指导患者家属陪伴、理解、支持患者，共同帮助患者保持平静、乐观的情绪接受手术。

（三）住院时健康教育

1. 入院健康教育　入院时根据预约情况认真核对，介绍病房环境及同病室病友，指导患者正确使用卫生间、开水间，避免跌倒、烫伤等意外发生；告知患者在病房等待手术、转运相关事项、家属等候地点等，关注患者的心理状态，给予鼓励和支持，及时解答患者疑问。

2. 手术中健康教育

（1）入术前准备室，护士核对评估患者后进行各项术前准备，如静脉穿刺、术前用药等操作时及时告知患者并给予安抚，减轻患者紧张恐惧。

（2）进入手术间时向患者介绍手术团队、仪器设备声音情况，询问患者温度感受及有无不适。告知核查、约束的目的和意义，避免在手术床上自行活动；根据手术及麻醉情况，指导患者理解并正确配合各项操作。及时听取患者反馈并给予回应，关注患者的心理状态，给予鼓励和支持。

（3）进入麻醉恢复室，意识恢复初期可告知患者所处环境，指导患者配合评估，如有气管插管则指导拔管配合事宜(张嘴、咳嗽、有效呼吸等),拔管后有效咳嗽等,告知患者手术后去向及转运情况,以减少患者的不安与恐惧。

3. 手术后健康教育

(1)疼痛管理:指导镇痛药物的使用方法、使用时机,告知患者使用镇痛药物可能的副作用以及注意事项,如采用针灸、理疗、冷热敷等非药物疗法时告知相关注意事项。

(2)伤口护理:指导患者不要随意揭开伤口敷料,保持伤口干燥和清洁,避免感染。指导患者观察伤口有无红肿、渗液等情况,必要时告知医护人员。

(3)饮食排泄:根据手术类型,指导患者早期进饮进食。胃肠道手术后适时分阶段恢复正常饮食,指导患者适当增加水分摄入,避免便秘产生;可根据专科指导营养支持、饮食禁忌,避免由于饮食不当引发术后并发症。

（4）运动指导：鼓励患者术后早期下床活动，防止血栓形成。可结合患者的实际情况，遵循活动适量、循序渐进进行；可通过操作示范、视频等方式指导患者踝泵运动、手臂和肩关节运动等，确认患者完全掌握。

（5）术后体位指导：根据手术病种不同，指导患者术后体位，如眼科手术后特殊体位，告知患者术后保持正确体位的目的、方法、时间及注意事项等。

（6）常见并发症的预防与识别：指导患者如术后出现恶心、呕吐、伤口疼痛、发热不适、伤口渗液或持续渗血、妇科手术出现阴道出血等，可及时向医护人员反馈。

（7）药物管理：指导患者药物（如止痛药、抗生素等）的使用方法、时间、剂量。提醒患者关注药物副作用，如胃肠不适、过敏反应等，出现不适时可及时向医护人员反馈。

（8）出院前教育：医生开具出院医嘱后，出院前进行必要的出院指导和居家护理知识教育，包括出院流程、费用结算、居家康复、功能锻炼、饮食营养等。

（四）出院后健康教育

指导患者出院后遵医嘱按时、按量服药，了解服用药物过程中可能出现的副作用（恶心、头晕、过敏等）；指导患者根据营养及运动需求进行居家自我康复；关注术后症状，如出现伤口红肿、疼痛、渗液渗血或者妇科手术后持续阴道出血等情况，应及时联系就医处理；随访相关健康教育内容详见第九章。

五、健康教育注意事项

1. 可根据患者的文化背景等，选择合适的教育方式，健康教育的内容应避免过多使用专业术语，内容全面、条理清晰、有针对性且易于理解。

2. 选择合适的时机进行健康教育，避免在患者过于疲劳、进餐或休息时进行，确保其能够充分理解。

3. 在公开场合或多人共处的环境下进行健康教育时，应保护患者的隐私，确保信息不被泄露。

4. 邀请家属共同参与健康教育，理解治疗过程中的关键事项，并能够为患者提供支持。

5. 健康教育后可以采用问卷调查、行为反馈等方式，评价患者对健康教育内容的掌握程度。

第八章

日间手术患者转运交接

一、转运交接目的

通过规范日间手术患者转运人员资质、基本要求、转运用物、方法等，明确交接内容以及注意事项，减少日间手术患者转运交接风险，保障患者安全和舒适。

二、转运交接基本要求

1. 应制定完善的转运交接制度、流程与操作规范。

2. 应建立转运突发事件的应急预案，包含应急物资配备、应急情况处理和人员分工等相关内容。

3. 转运前护士应评估患者病情及转运过程中的风险，以确定转运人员组成及数量，应由经过培训的有转运资质的工作人员进行患者转运。严禁将三、四级手术和全麻手术术后患者交由第三方人员独自转运，四级手术患者在术后首次转运过程中应当由参与手术的医师全程陪同，医护人员应具备处理转运过程中突发情况的能力。

4. 应使用表格化的手术患者交接记录单，记录关键信息。表格设计需科学合理，便于操作和提升工作效率，规范交接内容和方法，以确保患者信息、病情和治疗计划的准确传递。

5. 应采用至少两种方法（姓名、住院号）核对患者信息，确认腕带信息、手术通知单、病历、个人数字助理（personal digital assistant，PDA）中患者信息一致，填写纸质版或电子版《手术患者交接记录单》。

6. 转运人员着装应符合感染控制要求。

7. 应选择适宜的转运工具，如轮椅、平车等，并明确最短且安全的转运路线。

8. 患者由转运人员转运到手术室前，病房护士核实，手术部位应标识而未标识的患者不能转运，核对正确后送达手术室交接区。在交接区手术室护理人员再次核对并确认手术部位标识。

9. 宜实现日间手术患者院内转运交接信息化闭环管理，实现患者转运交接全程可视化、可追踪，以提高患者转运交接的安全和效率。

三、转运交接

（一）入院处—病房

办理入院后，应通过电话或信息平台与病房做好患者信息交接，根据患者的自理能力选择步行、轮椅或者平车等转运方式，并为患者提供转运工具，协助转运至病房。

（二）病房—手术室

1. 转运　包括首台和接台日间手术患者转运。

（1）首台日间手术患者转运：手术前一天下午或晚上入院的首台日间手术患者，应在入院当晚或手术日晨完成术前核查，确保患者术前准备完成，以提高转运交接效率。术晨输液患者，转运过程中应妥善固定静脉通道。对手术当日入院的首台日间手术患者应提前准确告知其到院时间及入院办理地点。患者入院后，病房护士在核查并完善术前准备的同时，应采用电话或者信息平台等方式通知手术室相关人员接患者的时间和所需转运工具。

（2）接台日间手术患者转运：应准确安排接台日间手术患者的转运启动时间。巡回护士按照手术排程，核对患者身份、手术名称等关键信息，及时启动患者转运流程,并通知病房护士和转运人员。采用分散收治日间手术患者的医院,为确保转运的安全和效率,宜在发出接患者通知时,注明患者所在病房的楼栋和楼层,以方便转运人员转运。

2. 交接　包括病房转运到术前准备间和术前准备间转运到手术间。

(1)病房—术前准备间:由相关人员送至术前准备间,术前准备间护士按手术患者交接记录单上的内容依次交接并记录。应交接患者姓名、科室、床号、住院号、手术部位、手术名称、主诊断、病史、过敏史、手术史、VTE 评估结果、影像资料、病历、术前准备情况、皮肤情况等。重点核对并交接患者手术部位的标识,明确区分涉及左右的器官(如左右侧的眼、耳、鼻腔、胸壁、肺、肾、附件等)、多重结构(如四肢、足趾、关节等)和多节段部位(如脊柱等),手术部位标识应与手术名称、手术同意书、影像资料一致。

（2）术前准备间—手术间：麻醉准备完成后，由术前准备间护士向手术室护士交接，除术前病房护士交接的内容外，还需重点交接在术前准备间进行的操作如神经阻滞、动静脉通路等。

（三）手术室—病房/麻醉恢复室

1. 转运　手术结束后，巡回护士整理患者着装，保护患者隐私，落实患者保暖措施，完成出室前三方核查，检查皮肤完整性、动静脉通路、引流管，与麻醉医生确认患者去向。转运前，手术室护士与转运人员与共同核对患者信息、患者去向及带出手术间物品。转运人员确认转运工具处于安全备用状态，将患者安全移至转运推床，并妥善固定与保护各类管道。

2. 交接　包括手术间—病房和手术间—麻醉恢复室—病房的交接。

（1）手术间—病房：由相关人员送回病房，并与病房护士在床旁进行查对交接并记录。应交接患者意识状态、生命体征、麻醉方式、手术方式、术中出血情况、麻醉恢复情况、管道、切口敷料情况、术中受压部位皮肤情况、有无镇痛泵等，应重点交接患者的意识状态和麻醉恢复情况。

（2）手术间—麻醉恢复室—病房：由巡回护士、麻醉医生共同转运患者到麻醉恢复室；巡回护士与麻醉恢复室护士按照《手术患者交接记录单》上的内容依次交接并记录。患者麻醉苏醒，达到出麻醉恢复室标准后，由医护人员转运患者至病房，并与病房护士交接，交接内容同上。

四、转运应急处置

应及时观察和处理术后转运过程中发生的并发症，如气道梗阻、恶心呕吐、坠床、管道脱落等，在转运途中出现紧急事件时，应立即就近病房处置，确保应急处置的启动时间和处置效果。

（一）气道梗阻

在转运过程中，如遇到气道梗阻等紧急情况，应在条件允许的情况下立即进行人工通气，并重新插入气管插管以确保患者呼吸通畅。即刻转入距离最近的病房急救。

（二）恶心、呕吐

出现恶心、呕吐的患者，应立即协助其头偏向一侧。对于清醒可交流的患者须注意安抚患者情绪，告知为正常的术后麻醉反应，密切关注患者面色、生命体征等。

（三）坠床

将患者从手术床移至转运车时，应确认转运车处于锁定状态，在患者的头部、足部及两侧由专人同时搬运，及时安置床挡。过床后应妥善安置患者体位，告知患者预防坠床的注意事项，并由医务人员看护。运输途中保持平稳，速度不宜过快。若在转运过程中发生患者坠床，应立即通知医生，检查患者意识状态、受伤部位，判断是否存在骨折或者其他严重损伤，并及时处理伤口，做好相应的救治工作。应详细记录坠床发生的经过，并上报不良事件。

（四）管道脱落

对于出现意外管道脱落的患者，立即评估切口及生命体征，采用清洁敷料覆盖切口。根据管道类型及时处理。安抚患者情绪，迅速报告医生并记录事件经过。

五、转运交接注意事项

1. 患者因各种原因取消或延迟手术时，病房护士和手术室护士应及时沟通和协调，并及时通知转运人员，避免因信息不对称导致的转运缺陷。

2. 转运前应评估转运设备的安全性能，确保约束工具处于功能状态。应提前联系电梯，确保电梯处于可用状态。转运中，如遇电梯故障，应保持冷静，并与电梯管理部门迅速联络。

3. 转运过程中，密切观察患者病情变化，特别是生命体征的波动，如血压、心率和呼吸频率等，及时报告异常情况，确保急救设备随时可用。

4. 转运过程中，应秉持“以患者和家庭为中心”的照护理念，允许家属与患者同行，提供情感支持。在转运沟通时应考虑到不同的文化，注意与患者和家属的沟通方式。

5. 应定期采用 PDCA、RCA 等质量管理工具进行转运和交接的持续质量改进。对转运和交接过程中发生不良事件，如坠床、非计划性拔管等，需进行根本原因分析和持续改进。

第九章

日间手术患者出院后随访

一、随访目的

通过有目的地进行沟通和交流，了解患者基本情况，评估术后恢复情况、早期识别术后并发症，为患者提供出院后健康指导和心理支持，提高患者依从性，保障患者手术安全。

二、随访基本要求

随访基本要求包括明确随访人员职责，规范随访时机、随访内容、随访形式及应急处置预案，保证随访工作的规范性。

三、随访时机

根据不同病种手术特点及诊疗规律，明确随访时间、频次、内容和形式等，应当在出院后 24 小时内完成首次随访，后续随访可结合专科疾病特点，合理安排随访频次并根据随访结果适当调整随访时间和形式。

四、随访方式

宜根据患者手术情况、信息系统智能化程度，采取多种随访方式，并确保患者的隐私保护，包括电话随访、视频随访、信息平台自动推送信息随访、人工智能随访等方式，也可根据患者需求采取互联网 + 护理服务入户随访方式。有条件的医疗机构可使用可穿戴设备完成患者远程生命体征监测与随访。

五、随访内容

应结合不同日间手术术种，制订专科手术随访清单，保证随访内容科学化、规范化、同质化，避免遗漏随访内容。具体随访内容应包括患者生理状态、功能状态、精神状态、术后并发症、术后用药、功能锻炼、康复需求、伤口护理、疼痛护理、饮食指导等。具体随访内容可参考表 9-1。

表 9-1　随访内容清单

一般情况评估
生命体征：□正常　□异常________ 全麻后不良反应：□无　□头痛　□头晕 □咽喉肿痛　□牙齿疼痛或松动 □其他________

续表

椎管内麻醉后不良反应:□无 □穿刺点出血
□四肢麻木
□局部皮肤感觉异常
□其他________

意识状态:□正常 □意识淡漠 □嗜睡
□其他________

胃肠道反应:□无 □恶心 □呕吐 □其他________

饮食情况:□正常 □流食 □软饭 □普通饮食
□糖尿病饮食 □其他治疗饮食________

排尿情况:□正常 □排尿困难 □其他________

排便情况:□正常 □腹泻____次/天 □便秘
□其他________

皮肤情况:□正常 □压红 □水泡
□破溃:部位及面积________________
□其他________

其他专科评估:

____

____

____

续表

伤口情况评估
出血及渗出物:□无　□少量渗血　□少量渗出物 □脓性分泌物　□其他________
感染:□未发生感染　□红　□肿　□热　□痛
疼痛:□无　□轻度疼痛可耐受 □中度疼痛通过口服镇痛药物可缓解 □其他________
缝线:□正常　□缝线脱落　□其他________
伤口周围皮肤:□正常 □瘙痒、皮疹等过敏反应或刺激症状 □其他________
活动能力评估
活动能力的恢复:□恢复到术前水平　□步态平稳 □其他________
自理能力:□穿衣　□洗漱　□进食　□如厕
行走和移动能力:□独立行走　□上下床　□上下楼梯 □使用助行器　□其他________
关节功能:□正常　□关节僵直　□关节活动受限 □其他________

续表

健康指导
伤口护理:□避免伤口沾水 □避免伤口受压 □避免伤口牵拉 □其他________ 饮食与营养指导:□治疗性饮食原则 □营养处方与实际膳食的转化 □进食量指导 □其他________ 卧位指导:□特殊卧位的原因 □具体卧位指导 □其他________ 日常活动指导:□早期下床活动的意义 □活动量指导 □活动方式指导 □其他________ 常规健康指导:□有效咳嗽排痰训练 □下肢静脉栓塞预防 □肢体功能训练 □关节活动训练 专科健康指导: ________ ________ ________

续表

功能训练指导：

____

____

____

用药指导：□用药剂量与频次　□用药后副作用

□药物配伍禁忌　□其他________

日常生活指导：□戒烟　□戒酒　□作息规律

□均衡饮食　□其他________

紧急联系方式：_______________

随访应急预案：□指导患者或家属进行简单的处理或救治

□患者来院门诊复查

□鼓励患者就近到具备复查随访能力的社区医疗机构复查及随访

□需急诊处理可使用紧急联系方式开通绿色就诊 / 住院通道

六、随访记录

应建立出院患者随访信息登记档案，内容应包括：患者姓名、性别、年龄、住址、联系电话、病历号、职业、主管医师、手术日期、入院诊断、手术术式、出院诊断、治疗结果和随访情况等内容。根据随访实际情况，如实、准确、及时记录，单独建册保存或建立电子档案，便于长期随访。

七、随访管理

（一）随访人员管理

应定期对随访人员进行日间手术专业知识、沟通能力及康复相关知识的培训及考核，使其储备丰富的日间手术相关的临床护理知识，具备良好的实践操作能力和沟通协调能力，熟练掌握随访系统功能模块的使用方法，准确指导和解决日间手术患者出院后的护理相关问题。

（二）随访集中管理

医院宜成立日间手术随访中心，建立完善的随访制度，根据不同病种特点及诊疗规律，明确随访时间、频次、内容和方式等，安排专门的医务人员集中进行随访并准确记录，为有需要的患者提供出院后连续、安全的延续性医疗服务。

（三）随访双重管理

日间手术患者可实施居家康复与社区医疗服务的双重管理，建立医院与社区医疗机构之间的信息共享机制，确保患者信息的连续性和完整性。患者居家康复时医院可安排专职医务人员落实随访工作；术后下转社区医院，患者随访、换药、拆线、营养管理、康复训练等均可在社区完成。若患者出现术后并发症或病情突然变化，应及时与医院随访人员联系，进行专科评估和判断，完善后续治疗。

（四）随访质量管理

医院主管部门应对日间手术患者术后随访落实情况、随访质量、随访满意度、随访问题处理等进行定期督查与分析，发现问题应及时进行质量改进，形成全过程质量监管与评价体系。

八、随访注意事项

1. 患者出院后应根据病情变化，适当增加随访频次。

2. 随访人员应认真倾听患者意见，采纳合理化建议。对患者提出的意见和建议及时统计分析，定期向相关部门反馈，记录处理意见和处理结果。

3. 选择合适的电话随访时机，避开清晨、用餐及休息时间。电话随访时宜首先进行自我介绍并对患者进行人文关怀，取得其配合。

4. 随访过程中失访的患者，应注明失访时间，做好备案记录的同时应积极寻求其他联系方式。

附 录

附录1 Barthel指数评定量表

单位:分

序号	ADL项目	完全独立	需部分帮助	需极大帮助	完全依赖
1	进食	10	5	0	—
2	洗澡	5	0	—	—
3	修饰	5	0	—	—
4	穿(脱)衣	10	5	0	—
5	控制大便	10	5	0	—
6	控制小便	10	5	0	—

续表

序号	ADL 项目	完全独立	需部分帮助	需极大帮助	完全依赖
7	如厕	10	5	0	—
8	床椅转移	15	10	5	0
9	平地行走	15	10	5	0
10	上下楼梯	10	5	0	—
Barthel 指数评定量表总分:__________分					

注:根据患者的实际情况,在每个项目对应的得分上画“√”

评分标准:最高分 100 分。>60 分,良,生活基本自理;41~60 分,中度残疾,日常生活需要帮忙;21~40 分,重度残疾,日常生活明显依赖;≤20 分,完全残疾,日常生活完全依赖。

附录 2　CORN 术中获得性压力性损伤风险评估量表

术前压力性损伤危险因素评估（在□内打√，总分：______分）

项目及评估	1 分	2 分	3 分	4 分
麻醉风险分级	□ Ⅰ 级	□ Ⅱ 级	□ Ⅲ 级	□ ≥Ⅳ级
身体质量指数	□ 18.5~23.9	□ 24.0~27.9	□ ≥28	□ <18.5
受压部位皮肤状态	□完好	□红斑、潮湿	□瘀斑、水疱	□重度水肿
术前肢体活动	□不受限	□轻度受限	□部分受限	□完全受限
预计手术时间	□ <3h	□ ≥3h 且 <3.5h	□ ≥3.5h 且 <4h	□ ≥4h
高危疾病（糖尿病）				□有

注：术前评估 <9 分为低风险；9~14 分为中风险；>14 分为高风险患者。

续表

术中压力性损伤危险因素动态评估（在□内打√，总分：______分）

项目及评估	1 分	2 分	3 分	4 分
体温丢失因素	□浅部组织暴露	□深部组织暴露	□体腔 / 器官暴露	□低体温 / 降温治疗
手术出血量	□ <200ml	□ ≥200ml 且 <400ml	□ 400~800ml	□ >800ml
压力剪切力改变	□轻度增加	□中度增加	□重度增加	□极度增加
实际手术时间	□ <3h	□≥3h 且 <3.5h	□≥3.5h 且 <4h	□≥4h

注：术中评估总分 <8 分为低风险患者；8~12 分为中风险患者；>12 分为高风险患者。

续表

术后受压部位皮肤评估（在□内打√）
正常□　带入性压力性损伤□　部位：________ 面积：____cm × ____cm 术中获得性压力性损伤□：压红□　1 期□　2 期□　3 期□　4 期□ 深部组织损伤□　不可分期□　器械相关性压力性损伤□ 黏膜压力性损伤□ 部位：________ 面积：____cm × ____cm　皮肤持续受压时间____h

附录 3　CORN 术中获得性压力性损伤风险评估量表评定细则

评估内容	程度分级	评分值
麻醉风险分级	根据患者体质状况和手术风险性分级：	
	Ⅰ级：体格健康、发育营养良好，各器官功能正常	1 分
	Ⅱ级：有外科疾病外，有轻度并存病，功能代偿健全	2 分
	Ⅲ级：有严重并存病，体力活动受限，尚能应付日常活动	3 分
	Ⅳ级及以上：合并严重系统疾病，丧失日常活动能力，威胁生命甚至死亡	4 分
身体质量指数/体重指数（BMI）	计算方法：BMI= 体重（千克）÷ 身高（米）^{2}。	
	标准：18.5~23.9	1 分
	偏胖：24.0~27.9	2 分
	肥胖：≥28	3 分
	偏瘦：<18.5	4 分

续表

评估内容	程度分级	评分值
受压部位皮肤状态	皮肤完好	1 分
	皮肤有红斑、潮湿	2 分
	皮肤有瘀斑、水疱	3 分
	重度水肿,皮肤发亮,按压很难回弹	4 分
术前肢体活动	不受限:患者活动自如	1 分
	轻度受限:能经常独立地改变躯体或四肢的位置,但变动幅度不大	2 分
	部分受限:偶尔能轻微地移动躯体或四肢,但不能独立完成经常的或显著的躯体位置变动	3 分
	完全受限:没有帮助的情况下不能完成轻微的躯体或者四肢的位置变动	4 分
预计手术时间	指患者安置手术体位后持续受压的时间	
	<3h	1 分
	≥3h 且 <3.5h	2 分
	≥3.5h 且 <4h	3 分
	≥4h	4 分

续表

评估内容	程度分级	评分值
高危疾病	糖尿病	4 分
带入压力性损伤	纳入压力性损伤危险患者	9 分
体温丢失因素	浅部组织暴露：手术切开解剖位置涉及皮肤、皮下组织和筋膜 深部组织暴露：手术切开解剖位置涉及肌肉、关节、骨组织 体腔 / 器官暴露：手术切开解剖位置涉及胸腔、腹腔和盆腔，有重要组织器官暴露在外 低体温 / 降温治疗：术中或术毕核心体温 <36℃，或因手术治疗需要，术中使用降温措施	1 分 2 分 3 分 4 分
手术出血量	<200ml ≥200ml 且 <400ml 400~800ml >800ml	1 分 2 分 3 分 4 分

续表

评估内容	程度分级	评分值
压力剪切力改变	轻度增加:体位调节 0°~<10° 中度增加:体位调节 10°~<30° 重度增加:体位调节 30°~≤60° 极度增加:体位调节 >60°	1 分 2 分 3 分 4 分
实际手术时间	指患者安置手术体位后持续受压的时间: <3h ≥3h 且 <3.5h ≥3.5h 且 <4h ≥4h	 1 分 2 分 3 分 4 分
术后皮肤结果界定	正常:观察受压部位皮肤,没有发生压红或压力性损伤 异常:压红。压力性损伤:1 期、2 期、3 期、4 期、深部组织损伤、不可分期、器械相关压力性损伤、黏膜压力性损伤	

附录 4　Caprini 血栓风险因素评估表

A1　每项 1 分	B　每项 2 分	C　每项 3 分	D　每项 5 分
□年龄 40~59 岁	□年龄 60~74 岁	□年龄≥75 岁	□脑卒中（<1 个月）
□肥胖（BMI>30kg/m²）	□肥胖（BMI>40kg/m²）	□肥胖（BMI>50kg/m²）	□择期关节置换术
□计划小手术	□大手术（>60min）*	□大手术持续 2~3h*	□大手术（>3h）*
□近期大手术	□关节镜手术（>60min）*	□浅静脉、深静脉血栓或肺栓塞病史	□髋、骨盆或下肢骨折（<1 个月）
□静脉曲张	□腹腔镜手术（>60min）*	□静脉血栓栓塞家族史	□急性脊髓损伤（<1 个月）

续表

A1　每项 1 分	B　每项 2 分	C　每项 3 分	D　每项 5 分
□败血症（<1 个月）	□既往恶性肿瘤	□现患恶性肿瘤或化疗	□多发性创伤（1 个月内）
□目前有下肢水肿 □严重肺部疾病（<1 个月）		□肝素引起的血小板减少	
□肺功能异常		□未列出的先天或后天血栓形成	
□急性心肌梗死（<1 个月）		□抗心磷脂抗体阳性	
□充血性心力衰竭（<1 个月）		□凝血酶原 20210A 阳性	
□炎症性肠病史		□凝血因子 V Leiden 阳性	

续表

A1 每项1分	B 每项2分	C 每项3分	D 每项5分
□卧床的内科患者		□狼疮抗凝物阳性	
□输血（<1 个月）	□其他类型血栓形成	□血清同型半胱氨酸酶升高	
□下肢石膏或支具固定			
□中心静脉置管（<1 个月）			
□口服避孕药或激素替代治疗			
□妊娠或产后（<1 个月）			

续表

A1 每项 1 分	B 每项 2 分	C 每项 3 分	D 每项 5 分
□原因不明的死胎史，复发性自然流产（≥3 次），由于毒血症或发育受限原因早产			

注：1. 每个危险因素的权重取决于引起血栓事件的可能性。如癌症的评分是 3 分，卧床的评分是 1 分，前者比后者更易引起血栓。

2. * 只能选择 1 个手术因素：

低危：0~1 分，早期活动。

中危：2 分，药物预防或物理预防。

高危：3~4 分，药物预防和 / 或物理预防。

极高危：≥5 分，药物预防和物理预防。

附录 5　Steward 苏醒评分

项目	分值
清醒程度	
对刺激无反应	0
对刺激有反应	1
完全苏醒	2
呼吸道通畅程度	
呼吸道需要予以支持	0
可自主维持呼吸道通畅	1
可按医师吩咐咳嗽	2
肢体活动度	
肢体无活动	0
肢体无意识活动	1
肢体能做有意识的活动	2

注:Steward 苏醒评分≥4 分,患者可以出恢复室。

附录 6 Morse 跌倒风险评估量表

项目	评分标准	分值
跌倒史	无	0
	有	25
超过一个疾病诊断	无	0
	有	15
使用助行器具	没有需要 / 卧床休息 / 坐轮椅 / 护士帮助	0
	拐杖 / 手杖 / 助行器	15
	依扶家具	30
静脉输液	否	0
	是	20
步态	正常 / 卧床休息 / 轮椅	0
	虚弱	10
	受损	20

续表

项目	评分标准	分值
精神状态	正确评估自我能力	0
	高估 / 忘记限制	15

注:<25 分为跌倒低风险,25~45 分为跌倒中风险,>45 分为跌倒高风险。

参考文献

[1] 中国日间手术发展报告 2020[M]. 中国日间手术合作联盟,国家卫生健康委卫生发展研究中心. 北京:北京大学医学出版社,2020.

[2] 戴燕,马洪升. 日间手术护理[M]. 北京:人民卫生出版社,2023.

[3] 刘蔚东. 日间手术管理[M]. 北京:人民卫生出版社,2023.

[4] 比利时国际日间手术学会. 日间手术手册[M]. 中国日间手术合作联盟,译. 北京:人民卫生出版社,2015.

[5] 李乐之,路潜. 外科护理学[M]. 7 版. 北京:人民卫生出版社,2021.

[6] 马洪升. 日间手术[M]. 北京:人民卫生出版社,2016.

[7] 马洪升,李大江. 日间手术管理规范[M]. 成都:四川科学技术出版社,2021.

[8] 孙玉梅,张立力,张彩虹. 健康评估[M]. 5 版. 北京:人民卫生出版社,2021.

[9] 王昱,唐加福. 医疗手术资源调度模型与算法[M]. 北京:清华大学出版社,2021.

[10] 郭曲练,姚尚龙. 临床麻醉学[M]. 4 版. 北京:人民卫生出版社,2024.

[11] 尤黎民,吴瑛. 内科护理学[M]. 7 版. 北京:人民卫生出版社,2022.

[12] 马洪升,蒋丽莎. 日归手术管理与实践[M]. 成都:四川科学技术出版社,2023.

[13] 吴在德,吴肇汉. 外科学[M]. 10 版. 北京:人民卫生出版社,2024.

[14] 杨艳杰,朱熊兆. 医学心理学[M]. 8 版. 北京:人民

卫生出版社,2024.

[15] 李曦哲,矫文捷,龙浩,等.《机器人胸外科日间手术临床实践专家共识》解读[J]. 机器人外科学杂志,2024,5(1):109-112.

[16] 中国日间手术合作联盟疝和腹壁外科专业日间手术专家委员会,《中华疝和腹壁外科杂志(电子版)》编辑委员会,全国卫生产业企业管理协会和腹壁外科产业及临床研究分会,等.腹股沟疝日间手术规范化流程与标准中国专家指南(2023版)[J]. 中华疝和腹壁外科杂志(电子版),2023,17(5):497-503.

[17] 中华医学会麻醉学分会.围手术期患者转运专家共识[J]. 中华麻醉学杂志,2021,41(10):1230-1236.

[18] 中华医学会急诊医学分会.危重症患者院际转运专家共识(2022版)[J]. 中华急诊医学杂志,2022,31(1):8-14.

[19] 国家老年疾病临床医学研究中心(湘雅医院). 综合

医院日间手术室运行和管理中国专家共识(2022版)[J]. 中国消化外科杂志,2022,21(9):1173-1179.

[20] 中华医学会麻醉学分会. 日间手术麻醉指南[J]. 中华医学杂志,2023,103(43):3462-3471.

日间手术护理实践指南

日间手术护理实践指南

日间手术护理实践指南

日间手术护理实践指南

48